SUR

LA MÉTHODE AUTODERMIQUE

(MÉMOIRE LU A LA SOCIÉTÉ DE CHIRURGIE DE PARIS).

NOUVELLE OPÉRATION

DESTINÉE A GUÉRIR RADICALEMENT

L'A TUMEUR ET LA FISTULE LACRYMALES

PAR

LE D' TAVIGNOT,

PROFESSEUR D'OPHTHALMOLOGIE AU DISPENSAIRE S'-COME,

Ex-Chirurgien interne des Hôpitaux de Paris, et Chef de clinique des maladies
des yeux à l'hôpital de la Pitié,

Membre de la Société anatomique, de la Société médicale d'Emulation
et de la Société des Gens de lettres.

PARIS,

CHEZ LECLERE, LIBRAIRE,

14, RUE DE L'ÉCOLE-DE-MÉDECINE.

1857

SUR

LA MÉTHODE AUTODERMIQUE.

Je savais, longtemps à l'avance, que la discussion qui
vient d'avoir lieu à l'Académie impériale de médecine
n'aboutirait qu'à démontrer, une fois de plus, le talent
si remarquable et si varié de la plupart des orateurs qui
ont agité à la tribune, en la prenant sous ses différents
aspects, cette grande et capitale question de la chirurgie
moderne, que l'on appelle la *méthode sous-cutanée.*

Et, en fin de compte, pour tout esprit impartial et qui
ne se laisse enfluencer, — en fait de science, — ni par l'har-
monie des phrases, ni par l'originalité plus ou moins heu-
reuse des saillies, le débat n'a porté que sur les entourages
de la méthode et non sur la méthode elle-même.

C'est ainsi qu'après avoir suffisamment fixé les esprits,
qui ne l'étaient pas encore, sur l'historique de la méthode
sous-cutanée, MM. Malgaigne, Bouvier et Velpeau n'ont eu,
à mes yeux, qu'un mérite important : celui de nier d'une
manière absolue ou d'une manière relative l'influence fatale
de l'air sur la réparation des plaies exposées. Ils ont com-
battu une erreur, sans pouvoir, cependant, nous amener à
la manifestation intelligible et démonstrative de la vérité.

Toutefois, quelques tentatives ont été faites dans ce

sens ; c'est ainsi que **M. Bouley**, en constatant que l'air in-
jecté dans une plaie sous-cutanée perd son oxygène et devient inoffensif, a cru être un instant sur la bonne voie,
bien que ses expériences, d'ailleurs parfaitement exactes,
n'aient aucune signification dans la solution du problème ;
c'est ainsi que **M. Velpeau**, avec ce grand talent d'analyse
et de discussion qu'on ne pourrait lui dénier sans injustice,
a cru devoir faire une distinction qui est peut-être vraie,
mais qui n'est pas encore démontrée telle, entre l'action
de l'air sur les tissus non enflammés et sur ceux qui sont
le siège d'une phlegmasie plus ou moins aiguë ; c'est ainsi,
enfin, que **M. Bouvier**, avec un esprit de logique et de
bon sens qui est la voie la plus large ouverte au véritable
progrès, a parfaitement établi les conditions matérielles
qui distinguent les plaies couvertes par la peau des plaies
découvertes, à tel point qu'en lisant son travail, d'ailleurs
si remarquable, nous avions la pensée qu'après avoir mis,
pour ainsi dire, le doigt sur une partie de la vérité, il
allait étendre la main tout entière pour l'étreindre dans son
ensemble et en exprimer tout ce qu'elle renferme de
substantiel.

Il suffit, en effet, d'avoir quelque peu analysé ce que l'on
observe tous les jours par rapport au mode de réparation
des plaies exposées, comparé à ce qui a lieu dans les plaies
sous-cutanées, pour être convaincu que l'air ne joue, dans
l'espèce, qu'un rôle subalterne ; que son action est tout à
fait chimique, en ce sens qu'il agit exclusivement sur les
liquides épanchés ou sécrétés.

La plaie que la peau ne tapisse plus, mais qui est recouverte d'une cuirasse de diachylon, convenablement dis-
posé, n'est-elle pas, véritablement, tout aussi bien à l'abri
du contact de l'air que la plaie protégée par l'enveloppe
tégumentaire ? et pourtant quelle différence dans le travail
de réparation !

La peau, dans les plaies sous-cutanées, ne sert donc pas

à mettre la solution de continuité à l'abri de l'air atmosphérique, car s'il en était ainsi, nous aurions vingt moyens différents de suppléer à l'absence de la peau.

En tant que tissu vivant, la peau agit vitalement ; toute son action est là ; et qu'elle reste naturellement appliquée, *par sa surface interne*, sur une plaie sous-cutanée ou qu'elle soit artificiellement mise en contact avec une plaie ordinaire *par sa surface externe*, le résultat reste le même, en ce sens, que l'organisation plastique devient possible et réalisable dans un temps très court...

Cette interprétation nouvelle de faits bien connus ne devait pas rester tout à fait stérile et passer à l'état de pure abstraction.

En effet une fois admises ces vérités fondamentales : 1° *que toute solution de continuité récente devient le point de départ d'une fuite d'influx nerveux ; 2° que la vitalité de la gangüe organique propre à réparer la plaie, se trouve modifiée, affaiblie, pervertie par cette même perte d'influx nerveux ; 3° qu'il n'existe, dans toute la nature, qu'un seul corps véritablement isolant pour l'influx nerveux, — tandis que, pour éviter la prétendue action de l'air, il en existe une foule d'autres — et que ce corps, ou plutôt ce tissu, c'est la peau normale et vivante*, n'est-il pas évident qu'il suffit, pour prévenir toute déperdition d'influx nerveux, de recouvrir momentanément une plaie donnée avec une portion quelconque de ce tissu isolant par excellence que l'on nomme l'enveloppe tégumentaire générale du corps.

Or, selon nous, en fermant la porte ouverte à l'influx nerveux par la superposition directe de la peau sur la solution de continuité, on transforme immédiatement une plaie découverte en une plaie non exposée ; par conséquent, le travail de réparation se trouve changé du tout au tout, et comme nature et comme durée.

Comme nature, on a affaire à un travail d'organisation

plastique, comme je l'appelle, et qui a pour résultat de réparer les tissus détruits en les reconstituant avec leurs éléments primitifs, tandis que le travail de *réparation granuleuse* n'aboutit, en fin de compte, qu'à combler par une pièce hétérogène le tissu normal qui a disparu.

Il découle de ces différences de nature des conséquences bien importantes pour l'avenir de tel ou tel organe plus ou moins mutilé, souvent même pour l'avenir des appareils voisins, comme cela se rencontre parfois dans les plaies avec perte de substance de la face; puisque le tissu réparé reste toujours le même dans le premier cas, tandis que la cicatrice qui remplace le tissu détruit devient avec le temps plus ou moins rétractile.

Comme durée, il n'y a pas non plus de comparaison possible; car j'ai guéri en quelques heures telle ou telle solution de continuité qui eût exigé pour sa réparation plusieurs jours ou même plusieurs semaines. Je n'insiste pas sur ces faits, dont tout le monde pourra vérifier la complète exactitude à la première occasion.

Mais, qu'est-ce donc, va-t-on me dire, que cette méthode autodermique ou néo-sous-cutanée, fondée sur les principes précédents? où sont ses règles, ses procédés, ses moyens d'action?

Tout se réduit ici à quelque chose de si simple, de si élémentaire, qu'en vérité je me sens pris d'un sentiment de grande humilité en exposant ma méthode autodermique.

En effet, j'ouvre le *Moniteur des Hôpitaux* de 1854 et je lis, page 325, — à propos d'une opération d'autoplastie que j'ai pratiquée sur une jeune femme pour réparer une perte de substance considérable de la paupière inférieure survenue à la suite d'une pustule maligne, — les lignes suivantes :

« Cependant, le gonflement qui survint dans les qua-
» rante-huit premières heures, fit céder plusieurs points

» de suture vers l'angle interne de l'orbite, de là un léger
» écartement que nous voulions surtout éviter. C'est alors
» que j'eus recours à la méthode autodermique… La paume
» de la main fut appliquée aussi exactement que possible
» sur la plaie et sur toute la région orbitaire, les doigts
» étendus sur le front. »

Le résultat m'a paru des plus remarquables, malgré les
difficultés de l'application dans le cas particulier de la méthode néo-sous-cutanée et l'irrégularité même avec laquelle
elle a été suivie. Enfin, j'ajoute à ce fait, pour le compléter,
que la cicatrice, ou plutôt la réparation plastique qui l'a
remplacée, n'a subi aucun raccourcissement ultérieur, de
telle sorte que l'ectropion ne s'est pas reproduit..

Je cite ce fait, parce qu'il indique quelle est la manière
d'être de la méthode autodermique, et surtout parce qu'il
précise la date de sa première application sur le vivant.

Il m'a été donné, depuis cet heureux emploi de ma méthode, d'y avoir recours assez souvent, soit pour des solu-
tions de continuité très peu étendues, soit pour des plaies
d'assez grandes dimensions : le résultat a toujours été le
même : selon les cas, je me servais, soit de la simple superposition d'un doigt, soit de l'application de la paume
de la main. D'après l'étendue de la plaie, sa profondeur, son
état récent ou ancien, la durée de cette application a varié
entre une heure et quarante-huit heures.

La peau de la main m'a donc, jusqu'à présent, servi,
d'une manière exclusive, à recouvrir une plaie dépourvue
de peau ; mais, il est facile d'imaginer certains cas donnés,
dans lesquels le simple rapprochement, ou même le croi-
sement des cuisses ou des jambes serait susceptible de
fournir un aussi bon résultat.

Enfin, dans des conditions, en quelque sorte, exception-
nelles, on pourra toujours, et sans danger pour eux, em-
prunter, pour quelques heures, à ses amis une portion de
leur peau, pour réparer convenablement la sienne..

Une plaie qui est en voie de restauration par la méthode autodermique, peut être, sans inconvénients, visitée de temps en temps ; mais il faut bien se garder de la laver ou de nettoyer par un moyen quelconque sa surface, car on s'opposerait par cela même à l'organisation des tractus albuminiformes qui s'y déposent avec la plus grande rapidité ; ceux-ci sont les rudiments de cette lymphe plastique, qui possède tous les éléments nécessaires à la reproduction organique.

Un phénomène assez singulier et qui mérite d'être noté, c'est l'espèce d'adhérence accidentelle qui ne tarde guère à s'établir entre la surface dénudée et la portion de peau qui lui est superposée : adhérence due sans doute aux propriétés agglutinatives de la lymphe plastique : elle cède, d'ailleurs, bientôt au premier mouvement de séparation que l'on exécute.

Mais, ce qui étonnera beaucoup les hommes de l'art, ce n'est pas, assurément, la possibilité d'appliquer et de maintenir en place, soit par la seule volonté du malade, soit à l'aide d'un bandage approprié, la main sur une solution de continuité récente ou ancienne, c'est l'impossibilité de cette application continue *dans telle ou telle condition toute spéciale*, à cause de la douleur excessive dont s'accompagne le travail d'organisation plastique dont nous avons déjà parlé. Cette particularité importante dans l'histoire de la méthode autodermique prouve du moins une chose qui n'échappera pas aux esprits les plus sceptiques, c'est que l'accollement du derme à une solution de continuité, n'est pas un fait insignifiant, un moyen sans action, un mode quelconque de pansement.

Il résulte en effet de notre observation que la méthode autodermique réussit mal ou cesse même d'être possible là où existe un travail phlegmasique plus ou moins ancien et d'une certaine acuité ; or, en y réfléchissant un peu, on conçoit bientôt qu'il devait en être ainsi, car tout travail d'organisation plastique ne peut s'accomplir qu'au sein de tissus doués de leur vitalité normale.

Quoi qu'il en soit, les applications chirurgicales de la méthode néo-sous-cutanée resteront encore fort nombreuses et des plus importantes dans la pratique ; et pour ne pas sortir, par trop, de notre spécialité ophthalmologique, je dirai qu'elle est appelée à modifier profondément le traitement d'un certain nombre d'affections des paupières et des parties environnantes, lorsque celles-ci s'accompagnent primitivement de perte de substance, ou bien lorsque cette perte de substance doit résulter de l'opération même que l'on se propose de pratiquer.

Je viens d'exposer ici en quelques mots les principes fondamentaux d'une découverte importante par les services qu'elle peut rendre dans la pratique de tous les jours ; est-ce à dire, pour cela, qu'il y ait lieu d'être très fier d'un pareil succès ?

Hélas ! non. Et mieux vaut y voir une sévère critique de l'esprit humain ; car, pendant dix ans, j'avais excisé des portions plus ou moins considérables de la conjonctive oculaire, sans songer que si cette membrane muqueuse se reproduisait de toutes pièces et par un travail d'organisation plastique, c'est que la perte de substance se trouvait, dans l'espèce, fatalement recouverte par un tissu analogue : par la conjonctive palpébrale.

Et, pourtant, la méthode autodermique repose exactement sur les mêmes principes.

NOUVELLE OPÉRATION

DESTINÉE A GUÉRIR RADICALEMENT

LA TUMEUR ET LA FISTULE LACRYMALES.

Ceux qui songent avant tout aux progrès définitifs de la science, sans se laisser distraire outre mesure par les tentatives plus ou moins heureuses qui les précèdent ou les hésitations souvent bien légitimes qui les accompagnent, seront assurément de notre avis lorsque nous leur dirons :

Toutes idées préconçues laissées de côté, il ne reste plus en présence, pour *obtenir la cure radicale et définitive de la tumeur et de la fistule lacrymales,* que deux méthodes thérapeutiques distinctes, bien que tendant au même but.

L'*une,* qui se propose de provoquer la destruction du sac lacrymal, — c'est la méthode de Nannoni, — sans se préoccuper de la perméabilité des conduits qui versaient les larmes dans ce sac ; ·

L'*autre,* qui consiste tout simplement à oblitérer la partie antérieure des conduits lacrymaux, tout en laissant le sac perméable.

Ces deux manières différentes de procéder à la guérison de la même maladie ont donné et donnent encore, tous les jours, des succès incontestables et qui seront bientôt, il faut l'espérer du moins, généralement incontestés.

Il ne reste donc plus, à tout esprit indépendant, qu'à comparer entre elles ces deux méthodes opératoires pour être tout à fait fixé sur leur valeur comparative.

1° *Occlusion du sac.* — La destruction du sac, reconnais-

sous-le tout d'abord, a pour résultat immédiat de supprimer, du même coup, et la maladie et l'organe qui en était
le siége : ce qui semble mettre à tout jamais le malade à
l'abri d'une récidive, se traduisant à l'extérieur par une
dacryocystite muqueuse ou phlegmoneuse.

Malheureusement, c'est là tout le bien qu'il est possible
de dire en faveur de la méthode de Nannoni, préconisée,
dans ces derniers temps, par MM. Stœber, Desmarres,
Magne, etc. Et on peut, à juste titre, lui faire les objec-
tions suivantes, lesquelles acquièrent surtout un degré évident d'importance en présence de notre méthode si simple,
qui consiste à oblitérer purement et simplement la partie
antérieure des conduits lacrymaux.

La destruction du sac obtenue par la cautérisation est et
restera toujours une opération d'une certaine gravité, en ce
sens qu'elle expose à l'inflammation du tissu cellulaire ambiant, à l'érysipèle de la face, à l'exfoliation des os sous-
jacents ; car plusieurs faits démontrent suffisamment la
possibilité de ces accidents.

La cautérisation est loin de réussir toujours d'emblée; il
arrive parfois, ainsi que nous en avons rapporté déjà deux
exemples, que la partie supérieure du sac échappe à la
destruction dans une plus ou moins grande étendue; la
tumeur lacrymale se reproduit dès lors plus ou moins
rapidement, et avec elle surgissent bientôt les accidents
propres à cette affection. Or, c'est la partie supérieure du
sac qu'il était véritablement important de détruire, puisque
avec elle on oblitérait nécessairement l'extrémité inférieure
des conduits lacrymaux.

Enfin, lorsque la cautérisation du sac a réussi et qu'il en
est résulté un succès immédiat et complet, l'avenir n'est
pas aussi assuré qu'on a la prétention de le faire admettre.
En effet, les conduits lacrymaux restés perméables dans la
plus grande partie de leur étendue, tendent sans cesse à
charrier des larmes vers leur partie inférieure plus ou

moins solidement oblitérée. Ces larmes accumulées finissent, dans quelques cas, par distendre outre mesure l'extrémité inférieure des conduits et par creuser une sorte de réservoir en forme d'ampoule kystique qui simule plus ou moins le sac lui-même; ou elles provoquent la rupture de l'un de ces conduits, et s'épanchent dans le tissu cellulaire ambiant, donnant ainsi naissance à une variété de tumeur lacrymale avec toutes ses conséquences; ou bien elles finissent par s'infiltrer entre le tissu cicatriciel qui remplace le sac détruit et le tissu osseux sous-jacent, et se créent là, avec le temps, une sorte de réservoir de nouvelle formation qui constitue une véritable récidive de la maladie première.

2° *Occlusion des conduits lacrymaux.* — Quelle que soit, d'ailleurs, la valeur que l'on accorde à la méthode qui consiste à supprimer le sac lacrymal par l'emploi des caustiques, il faut bien reconnaître que cette opération est exclusivement d'origine empirique, et que les praticiens qui l'ont mise en usage comme ceux qui l'utilisent encore de nos jours, ne se sont guère préoccupés de la nature de la tumeur lacrymale, de son origine véritable.

La tumeur lacrymale, nous l'avons déjà dit et répété plusieurs fois, n'est pour nous que *le résultat d'un désaccord organique survenu entre les propriétés chimiques des larmes et les propriétés physiologiques de la muqueuse naso-lacrymale.* Or, c'est cette connaissance de la maladie, connaissance à laquelle nous ne sommes arrivé qu'après des observations nombreuses et des expériences raisonnées, qui nous a permis de mener à bonne fin nos premières tentatives, et finalement d'instituer un traitement définitivement efficace de la tumeur et de la fistule lacrymales, ainsi que l'attestent les nombreuses observations recueillies dans notre pratique, soit publique, soit particulière.

On avait, avant nous, à peu près tout tenté pour guérir radicalement la tumeur et la fistule lacrymales; il est évident, dès lors, qu'il était bien difficile d'imaginer telle ou telle manœuvre opératoire tout à fait nouvelle.

En effet, déjà l'oblitération des conduits lacrymaux avait été conseillée par Bosche, d'abord, à l'aide des caustiques, et par notre maître à tous, M. Velpeau, au moyen de l'excision palpébrale.

Ces opérations n'avaient pas réussi, M. Velpeau en convient lui-même. Et bien que, depuis, le chirurgien de la Charité ait eu recours à l'excision des conduits lacrymaux, je ne sache pas que ses tentatives lui aient paru susceptibles d'être encouragées, car il n'a rien dit ou fait d'important pour les faire passer dans la pratique avec toute l'autorité due à son grand nom.

C'est qu'en effet toute la difficulté est ici d'obtenir l'oblitération simultanée ou successive des deux conduits lacrymaux ; et si je me bornais à dire qu'il suffit, pour atteindre ce but, d'exciser la partie antérieure de l'un et de l'autre de ces conduits, je risquerais fort de voir compromis le succès de ma méthode, car les insuccès ou les demi-succès resteraient encore bien nombreux. Il faut donc faire quelque chose de plus et traiter directement le sac lacrymal enflammé, ainsi que nous allons l'exposer plus loin.

MANUEL OPÉRATOIRE.

De quoi s'agit-il, après tout, pour guérir la tumeur ou la fistule lacrymales ? d'une seule et unique chose, avons-nous dit : d'oblitérer la partie antérieure des conduits lacrymaux de manière à soustraire le sac à l'action irritante des larmes. Là est toute la difficulté, car, remarquons-le bien, le sac étant enflammé, — et surtout chroniquement enflammé, — il sécrète encore pendant un certain temps, alors même que la cause de son inflammation a cessé d'agir, une certaine quantité de muco-pus ; lequel ne pouvant s'évacuer qu'en partie par le canal nasal, ou même ne s'échappant pas du tout par cette voie, tend à refluer et reflue en réalité par les conduis lacrymaux. Eh bien ! c'est ce reflux spontané, — à plus forte raison quand il est provoqué par une pression intempestive exercée sur le sac,—qui déchire la cicatrice si mince et si ténue destinée à clore, soit après la cautérisation, soit après l'excision, la partie antérieure des conduits lacrymaux.

Quoi qu'il en soit, pour prévenir ce reflux du muco-pus sécrété par le sac vers les points lacrymaux, il importe de lui ouvrir, pendant les premiers jours surtout, une voie de dérivation suffisante, soit que cette dérivation ait lieu par une simple ouverture pratiquée à la partie antérieure du sac, soit que cette dérivation s'opère plus naturellement encore à l'aide d'une dilatation temporaire du canal nasal. Ce sont là deux manières d'agir que je mets tour à tour en usage, selon les cas particuliers.

Il ne nous reste plus maintenant qu'à décrire, dans leurs principaux détails, les deux opérations successives dont nous venons de parler, c'est-à-dire l'excision des conduits lacrymaux et la manière de procéder à la dérivation du muco-pus qui tend à s'accumuler dans le sac.

A. *Excision des conduits lacrymaux.* — L'opération est la même pour la paupière supérieure et pour la paupière inférieure. Néanmoins, je commence habituellement par cette dernière, afin de ne pas avoir à m'occuper du sang qui masquerait les parties à exciser si je procédais en sens inverse.

Il suffit de saisir hardiment avec une pince à quatre crochets, tenue de la main gauche, l'extrémité interne du bord palpébral qui donne passage au conduit lacrymal, et à l'attirer méthodiquement vers le tranchant du blépharotome dont la main droite est armée:

Notre blépharotome, à extrémité mousse, est manœuvré de façon à couper de dehors en dedans et à enlever, avec la partie antérieure de chaque conduit lacrymal, une suffisante quantité du bord libre palpébral. Il m'est véritablement impossible de préciser cette même quantité, car il s'agit, dans l'espèce, d'un lambeau sans formes bien déterminées, et dont l'étendue ne peut pas être toujours la même d'une manière absolue. Je dirai, toutefois, à titre de renseignement utile à mettre à profit, qu'au début de mes opérations, j'excisais assez souvent avec une certaine timidité, dans la crainte de voir persister, ultérieurement, une sorte d'encochure intra-palpébrale, c'est-à-dire une véritable difformité.

Cette crainte est d'ailleurs assez naturelle pour que je l'aie entendu exprimer non seulement par les parents de mes opérés, mais encore par la plupart des hommes de l'art qui assistaient, pour la première fois, à mes opérations.

Elle n'est, cependant, fondée en aucune façon, ainsi que l'observation n'a guère tardé à le démontrer; car, nonobstant les excisions parfois assez étendues du bord libre palpébral que j'ai cru devoir pratiquer, il n'en est jamais résulté ni encochure appréciable et, partant, ni difformité de l'appareil palp bral.

Comment s'opère cette réparation si inattendue? Je ne saurais m'en rendre compte d'une manière bien précise; mais il me suffit de savoir qu'elle a toujours lieu, le fait pouvant se passer d'explication dans la pratique.

Une fois achevée l'excision de l'un et l'autre conduits, on absterge avec une éponge le sang qui s'est écoulé en petite quantité, et, pour tout pansement, il suffit d'appliquer sur la région palpébrale une compresse imbibée d'eau glacée qui sera renouvelée de temps en temps.

La réaction est généralement nulle ou très modérée; du cinquième au huitième jour, le travail de cicatrisation est terminé, et, sauf la perte de quelques cils et l'occlusion de la partie antérieure des conduits qu'il est toujours possible de constater, rien ne saurait laisser soupçonner la nature de l'opération qui vient d'être pratiquée sur l'appareil lacrymo-palpébral.

L'excision des conduits lacrymaux nous a toujours paru de beaucoup préférable à leur cautérisation.

B. *Incision du sac lacrymal.* — Quand j'ai affaire à une tumeur lacrymale et non à une fistule; le plus souvent, je pratique, séance tenante, l'excision des conduits et l'incision de la paroi antérieure du réservoir des larmes.

Cependant, dans plusieurs cas, il m'est arrivé de n'ouvrir le sac que deux jours plus tard. Quoi qu'on fasse, il faut avoir soin, avant de procéder à cette seconde partie de l'opération, de laisser distendre le sac par le muco-pus qu'il sécrète. L'incision, plutôt large qu'étroite, ayant été pratiquée avec un bistouri ordinaire, ou mieux encore avec un kératotome, on aura soin de maintenir l'écartement des lèvres de la plaie à l'aide de quelques brins de charpie ou d'une petite languette de toile que l'on renouvellera tous les jours, afin de donner une libre issue au muco-pus sécrété à l'intérieur du sac. Ce mode de pansement est continué pendant quatre, cinq ou six jours, tout au plus.

Lorsqu'on a à traiter une fistule lacrymale, il est clair que l'incision du sac est superflue; l'agrandissement de l'ouverture fistuleuse est seulement indiquée dans quelques cas exceptionnels. Alors, il m'est arrivé d'établir une voie de dérivation au muco-pus sécrété par le sac, en surmontant le rétrécissement du canal nasal à l'aide d'une corde à violon assez fine, introduite plus ou moins facilement dans son intérieur. Cette dilatation n'est pas indispensable à la réussite de notre opération; elle est, au surplus, essentiellement temporaire; sa durée est de trente-six à quarante-huit heures.

Pour ce qui est du larmoiement que l'on est naturellement porté à considérer comme une conséquence forcée de l'oblitération des conduits lacrymaux, il n'existe jamais à un degré très prononcé et il disparaît de lui-même dans les six ou huit premiers mois qui suivent l'opération. C'est là un fait d'observation contre lequel ne sauraient prévaloir tous les raisonnements du monde, et qui a été, déjà, constaté après la destruction du sac par la méthode de Nannoni.

En résumé, nous venons d'initier nos confrères au maniement d'un mode de traitement bien simple et surtout bien efficace de la tumeur et de la fistule lacrymales; ils nous en sauront gré, je n'ose pas le mettre en doute.

Dans tous les cas, je réserve aux esprits les plus rebelles une dose suffisante de démonstration, dès que le temps me permettra d'ajouter aux faits que j'ai déjà publiés (voy. *Gazette des Hôpitaux*, 1856, nᵒˢ 95, 99, 127 et 134, et *Moniteur des Hôpitaux*, nᵒ 22, 1857) les faits nouveaux que je possède, de manière à compléter les différentes communications adressées par moi à l'Académie des Sciences sur cette importante question de thérapeutique chirurgicale. Ce sera l'objet d'une monographie spéciale.

Paris. — Imp. d'Emile Allard, rue d'Enghien, 14

www.ingramcontent.com/pod-product-compliance
Lightning Source LLC
LaVergne TN
LVHW011019180726
843502LV00007B/2634